Te $\frac{48}{36}$

I0000576

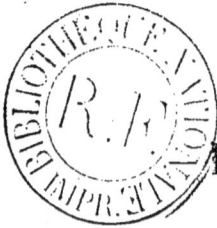

FIÈVRE TYPHOÏDE

ENRAYÉE DANS SA MARCHE

PAR UNE APPLICATION DE SANGSUES A L'ANUS;

APRÈS HUIT JOURS DE CONVALESCENCE IMPARFAITE,

RETOUR DE L'AFFECTION QUI EST JUGÉE PAR DES ÉPISTAXIS

ANNONCÉES PAR LE POULS CRITIQUE;

OBSERVATION ET RÉFLEXIONS

Précédées de généralités sur les crises, et suivies de recherches sur le pouls *dicrote* et sur sa signification seméïologique, [*]

PAR LE DOCTEUR GAUSSAIL.

§ I.

C'est bien rarement que l'on constate de nos jours la manifestation de ces phénomènes de sécrétion ou d'excrétion si bien
observés et décrits par les médecins de l'antiquité, et qui, spon-
tanément développés au sein de l'économie malade, ont pour
résultats la guérison ou tout au moins des modifications salu-
taires. Cette lacune de l'observation clinique est regrettable
beaucoup plus qu'on ne le penserait peut-être au premier
abord, mais elle n'a rien qui doive étonner. En effet, les médica-
tions perturbatrice, jugulante, contro-stimulante, intoxicante,
si hautement préconisées aujourd'hui, sont trop souvent em-
ployées sans relâche et à toutes les périodes de la maladie; et
comment, dans de semblables conditions, la nature pourrait-
elle mettre en œuvre sa force médicatrice; disons plus, comment ne succomberait-elle pas quelquefois dans les combats à
outrance qu'on ne craint pas de lui livrer?

D'un autre côté, par suite de la direction imprimée à l'ensei-

[*] Ce travail a été lu à la Société de Médecine de Toulouse, dans sa séance
du 15 octobre 1850.

DÉPÔT LÉGAL
Hte Garonne
N° 61
1852

gnement médical depuis une trentaine d'années, et de l'esprit qui règne dans la plupart des livres publiés depuis cette époque, l'on s'occupe très-peu ou pas du tout des dogmes de la science antique, si ce n'est à Montpellier pourtant, où ils sont religieusement conservés et fidèlement transmis. Ailleurs, et à Paris surtout, l'idée du progrès domine avant tout; on ne la voit réalisable que par les innovations ou les découvertes qui sont l'objet de presque toutes les ambitions comme de la plupart des travaux; et l'on se garderait bien de rétrograder vers Cos ou vers Pergame pour aller y puiser quelques-uns des éléments de cette réalisation.

Aussi les médecins de l'époque actuelle, pour la grande majorité du moins, nient volontiers la doctrine des crises, ou la considèrent comme un vieux roman méritant tout au plus d'être lu par curiosité. Ils pourront bien parfois rencontrer dans leur pratique des particularités cliniques capables de faire naître des croyances opposées, mais elles passeront inaperçues, ou bien ils n'en tireront pas tout le parti possible : il en serait autrement, sans aucun doute, si de bonne heure on leur avait appris à les observer et à les connaître.

Vainement s'appuierait-on sur ce fait que la doctrine des crises, telle qu'elle nous a été transmise par les premiers observateurs, est entachée d'exagérations et de subtilités; ce serait là un motif pour la soumettre aujourd'hui à des investigations cliniques sérieuses et assidues. Peut-on penser d'ailleurs que si cette doctrine ne renfermait pas des données pratiques pérennes et immuables comme la vérité, elle eût été acceptée et promulguée par les grandes illustrations médicales du 17ᵉ siècle, par Baillou, Sydenham, Morton, Baglivi? Par Baglivi surtout, ce génie éminent, ce praticien *naturiste* par excellence, qui, après avoir inscrit au frontispice de ses œuvres cette pensée empruntée à Cicéron : *opinionum commenta delet dies, naturæ judicia confirmat*, les inaugure par cette solennelle déclaration de principes, dont on retrouve à chaque page l'ampliation la plus explicite et la plus féconde en même temps : *Medicus naturæ minister et interpres, quidquid meditetur et faciat, si naturæ non obtemperat, naturæ non imperat. Origines namque narborum et causæ, longè abstrusiores sunt, quàm ut humanæ mentis acies, eò usque penetrare possit; sæpiùsque natura novum opus exorditur, ubi conatus nostri desiére.*

Ces remarques générales pourraient s'étendre encore sans épuiser la matière, mais pour ne pas abuser de l'attention de la Société, j'arrive à l'exposition du fait clinique qui me les a suggérées.

§ II.

Lorsque, vers la fin du mois d'août, je dûs remplacer temporairement M. Dassier dans son service médical à l'Hôtel-Dieu, il me signala particulièrement un malade couché au n° 13 de la salle Notre-Dame, et qui paraissait devoir être atteint d'une fièvre typhoïde grave.

Ce malade, nommé Martin, âgé de 20 ans, doué d'une bonne constitution, jardinier, était entré à l'hôpital le 20 août. Quatre jours avant, il s'était mouillé pendant son travail, et avait éprouvé des frissons irréguliers et prolongés, auxquels se joignirent bientôt de l'abattement et une céphalalgie intense. Martin qui n'avait employé chez lui aucun traitement actif, fut soumis pendant deux jours à la diète et aux boissons délayantes; et lorsque je l'observai pour la première fois, le 23 août, je le trouvai dans l'état suivant:

Décubitus dorsal; sentiment très-prononcé de prostration et de faiblesse, regard éteint, faciès présentant un mélange d'étonnement et d'hébétude; réponses lentes et embarrassées; peau sèche: céphalalgie gravative, insomnie; douleurs contusives dans les membres; langue épanouie, peu humectée, d'un blanc jaunâtre, légèrement tremblottante; inappétence, soif modérée; ventre saillant, mais indolore à l'épigastre et dans les autres points, excepté dans la région iléo-cœcale où la pression détermine une souffrance légère mais évidente, et fait percevoir aussi un peu de grouillement. Depuis l'invasion de la maladie, il y a eu deux ou trois selles liquides dans la journée. Le pouls est fréquent, développé, régulier. — La céphalalgie se présentant évidemment ici comme le symptôme dominant, je prescris: 12 *sangsues à l'anus; cataplasmes sinapisés promenés pendant plusieurs heures sur les extrémités inférieures; orge édulcorée, petit lait, bouillon.*

Le 24, les sangsues ont coulé considérablement; le malade souffre beaucoup moins de la tête, il a pu reposer pendant la nuit; il a aussi sué, mais peu abondamment; l'on constate un amendement notable pour tous les autres symptômes.

Les jours suivants, l'amélioration se prononce de plus en plus, les forces reviennent, le faciès reprend son état normal, l'appétit se déclare. — Le 25, on donne le quart d'aliments. — Le 26, le malade s'étant levé, a contracté un leger mal de gorge qui n'a pas de suite; enfin il sort le 28, et c'est contre mon gré, la convalescence ne me paraissant pas suffisamment assurée.

Dans la séance du *primâ mensis* de septembre, j'ai fait mention de ce malade à l'occasion de deux autres cas de fièvre typhoïde qui n'avaient pas suivi leur marche ordinaire.

Le 8 septembre, Martin est rentré dans le service; il s'était remis au travail malgré mes recommandations, et depuis trois jours, sous l'influence des mêmes causes, il avait éprouvé les mêmes dérangements.

Le 9, à la visite, je constate l'ensemble des phénomènes morbides signalés plus haut, mais avec des nuances d'intensité plus prononcée pour quelques-uns d'entr'eux, et en premier lieu pour l'abattement et la faiblesse, pour la lenteur et l'hésitation des réponses, pour la stupeur et l'hébétude du faciès. La céphalalgie gravative existe au même degré, mais l'insomnie est plus constante. De plus, les narines sont pulvérulentes, les dents sèches, la langue non humectée est épaisse et a de la tendance à s'arrondir; l'ouïe est obtuse. La pression ne détermine aucune douleur dans le ventre, qui est pourtant plus soulevé qu'il ne l'avait été d'abord, surtout vers les hypochondres. Comme précédemment, il y a eu dans les 24 heures deux à trois selles en diarrhée et sans coliques. Enfin, une particularité nouvelle fixe mon attention, c'est la double pulsation que l'artère radiale transmet au doigt explorateur. Ce pouls *redoublé* existe aux deux bras et sans intervalles; au premier abord, les deux pulsations paraissent presque égales entr'elles pour l'intensité, mais par un examen soutenu, on constate que la seconde est un peu plus forte. La fréquence du pouls est au reste modérée (86 pulsations). Interrogé en conséquence, le malade nous dit avoir eu ce matin même, une première hémorragie nasale, peu abondante, environ une cuillerée de sang, tombant par gouttes rapprochées.

Le retour des accidents morbides, ou mieux leur continuation après un temps d'arrêt de huit jours, m'avait fait penser que

cette fois la fièvre typhoïde pourrait bien suivre sa marche et
ses périodes ordinaires; aussi, au moment où j'arrivai au lit du
malade, je dressais déjà mon plan de conduite : je songeais
d'abord à l'application de sangsues qui avait été si avantageuse
en premier lieu, je songeais pour plus tard à la médication par
le sulfure noir de mercure; mais en présence du phénomène
critique qui s'était produit et qui devait se reproduire encore,
ainsi que l'indiquait la persistance du pouls *dicrote*, je me ren-
fermai strictement dans l'expectation. Il y eut en effet dans la
journée deux nouvelles épistaxis semblables à la première pour
la quantité de sang rendu.

Le 10, le 11 et le 12, le pouls *dicrote* existe encore à la visite
du matin, on ne le constate pas le soir, et dans chacune de ces
trois journées, l'hémorragie nasale se reproduit trois ou quatre
fois. Le malade est tenu au bouillon et à la tisane d'orge édulcorée
avec le sirop de groseilles. — Déjà à la visite du 11, on pouvait
constater une sensible amélioration dans les phénomènes morbides, amélioration qui était surtout remarquable pour l'état
général des forces, pour les modifications avantageuses rapidement survenues dans l'aspect du faciès, et enfin pour la céphalalgie. Cependant l'insomnie était persistante et fatiguait beaucoup le malade, et le 12, j'ajoute à la prescription ordinaire *un
julep avec 15 grammes de sirop de pavots.*

Le 13, le malade a reposé une bonne partie de la nuit, le
pouls n'est plus *dicrote* et conserve sa fréquence modérée, l'hémorragie nasale cesse de se montrer. Depuis son apparition,
c'est-à-dire depuis cinq jours, les selles se sont totalement sus-
pendues. L'amélioration continuant, les dents n'étant plus sèches, la langue se montrant épanouie et humide, il est prescrit
deux verres d'Eau de Seidlitz. — Sous l'influence de cette médication, qui est réitérée le surlendemain, les évacuations alvines
se sont rétablies à peu près comme elles étaient au début, et la
maladie continue à marcher rapidement vers la convalescence.

Le 16, le malade dit avoir éprouvé, la veille au soir, un léger
frisson suivi de chaleur et de céphalalgie légère, dont il a été
débarrassé au bout de trois ou quatre heures par une moiteur
soutenue. Ce matin, son état est très-satisfaisant, l'apyrexie est
complète; il demande à manger, il lui est accordé *le quart et
une côtelette.* — Je ne juge pas convenable d'avoir recours à une
médication active à l'occasion du paroxisme fébrile qui vient

d'être signalé. Cependant, les jours suivants, ce paroxisme se reproduit sans acquérir plus d'intensité et sans occasionner de dérangement notable, il paraît seulement qu'il enraie le rétablissement des forces. En conséquence, le 20, je prescris autant comme toniques que comme antipériodiques, 1 *gram. d'extrait de quina et* 40 *centigram. de sulfate de quinine en huit pilules.* L'accès de ce jour n'a pas subi de modifications. — La même médication est continuée le 21, l'accès fait défaut. — Le 22 et le 23, les pilules sont continuées à dose décroissante. — Le 24 et le 25, le malade prend chaque jour trois verres *d'infusion de quassia amara;* et le 26, sur sa demande, il sort dans un état on ne peut plus voisin de la guérison parfaite.

₂ III.

L'intérêt principal de cette observation se rattache aux hémorragies nasales critiques et à la modalité du pouls qui les a annoncées; c'est aussi sur ces deux points que j'ai le dessein de fixer un instant l'attention, mais avant tout, quelques mots sur une question qui pourrait se présenter et qui se réfère au diagnostic.

I. S'agissait-il réellement d'une fièvre typhoïde chez le malade dont je viens de tracer l'histoire? La cause qui, à deux reprises, a déterminé la manifestation de l'affection morbide, les frissons irréguliers et prolongés qui se sont produits au début, et enfin les douleurs des membres, sembleraient indiquer qu'il n'était question que d'une simple courbature. Mais qu'il me soit permis de rappeler ici une note écrite vers la fin de 1838, et ajoutée pendant son impression au mémoire que la Société venait de couronner.

Dans cette note je disais : que depuis l'envoi de mon manuscrit au concours, j'avais observé trois nouveaux cas de fièvre typhoïde; que dans ces trois cas, l'impression du froid humide sur tout le corps ou seulement sur les jambes avait déterminé la maladie, et qu'enfin les symptômes caractéristiques de celle-ci avaient succédé à ceux qui, pendant quelques jours, avaient semblé n'annoncer qu'une simple courbature. Je rappelais aussi que le professeur Dugès, de Montpellier, avait récemment succombé à une fièvre typhoïde, et que cependant il ne s'était agi dès le début que d'une courbature qu'il avait lui-même jugée de peu d'importance. *

Ainsi donc, une simple courbature peut constituer et constitue en réalité bien souvent la période initiale ou d'imminence d'une fièvre typhoïde, et cette circonstance a bien sa portée pour démontrer que dans cette affection l'action morbide s'exerce tout d'abord sur l'organisme entier. Mais à mesure que ses symptômes caractéristiques se dessinent, on n'est plus fondé à dire qu'il ne s'agit que d'une courbature, et il serait vraiment hors de propos de signaler les différences capitales qui existent entre ces deux affections.

Pour revenir à notre malade, je dirai : que plus j'apprécie les phénomènes pathologiques qui ont existé chez lui, et plus je suis convaincu que sa maladie doit être rapportée a l'espèce de fièvre mucqueuse nommée *bénigne* par Rœdérer et Wagler, et dans laquelle ces habiles observateurs ont constaté assez souvent la manifestation des symptômes ataxo-adynamiques. **

Ces symptômes ont manifestement existé chez Martin, sous une forme légère il est vrai; mais s'ils n'ont pas acquis progressivement plus d'intensité, c'est sans aucun doute parce qu'avec la constitution médicale de cette année, et surtout de cette époque de l'année, les fièvres typhoïdes sont moins fréquentes et moins graves que dans d'autres conditions. C'est là un fait qu'attestent les comptes-rendus des hôpitaux et des sociétés savantes de Paris, et que j'ai pu moi-même vérifier simultanément chez un autre malade plus gravement atteint que le sujet de notre observation.

A son entrée à l'hôpital, cet individu était au 15e jour de la maladie, qui avait encore été déterminée par l'impression du froid humide supporté pendant toute une nuit. La prostration était extrême, des taches rosées lenticulaires existaient sur le tronc et sur les membres, la langue était globuleuse et noirâtre, etc. Une seule application de sangsues à la région iléo-cœcale, siège d'une douleur intense avec gargouillement, fut suivie d'une amélioration tellement notable que je dûs renoncer à toute autre médication active, et notamment à l'emplâtre stibié

* Voir *De la fièvre typhoïde, de sa nature et de son traitement*, etc., page 33, note.

** Rœdereri et Wagleri, *Tract. de morbo mucoso*, éd. in-32, pag. 92 et seq.

que je me proposais d'appliquer sur les piqûres de sangsues, d'après la méthode de M. Bally, et qu'au bout de quinze jours, ce malade put sortir parfaitement guéri.

Ces points généraux de diagnostic et de causalité étant bien établis, j'arrive au but principal de ces réflexions.

II. L'épistaxis s'observe fréquemment dans le cours de la fièvre typhoïde avec de nombreuses variations, quant à l'époque de son apparition, a sa fréquence, à sa reproduction et à son abondance. Lorsque le saignement de nez se montre à une époque éloignée de l'invasion, il est assez ordinairement sous l'influence de la débilité générale de l'économie ; il se fait alors par gouttes plus ou moins rares (stillicidium), et il est d'un fâcheux augure ainsi que l'avait remarqué Hippocrate. * Lorsqu'il a lieu à une période plus rapprochée du début, on voit bien rarement des modifications avantageuses se produire sous son influence.

Rœdérer et Wagler, dans leur description générale, mentionnent l'hémorragie nasale critique **, mais dans cette partie de leur traité, ils n'insistent pas sur cette crise comme ils le font sur celles qui s'effectuent par les urines, les sueurs, les selles ou les vomissements. Il en est de même dans leurs histoires particulières. Dans deux de ces observations seulement, et ils en rapportent quatorze, il est question d'une hémorragie nasale qui, dans l'un des cas, contribua au décroissement de la maladie, *** et qui, dans l'autre, ne fut suivie d'aucun changement avantageux. **** Ajoutons que, dans ces deux observations pas plus que dans aucun autre endroit de ce traité si remarquable pourtant sous le rapport de la précision des détails, il n'est point fait mention ni du pouls *dicrote*, ni d'aucun caractère du pouls qui s'en rapproche.

Dans les 44 observations détaillées qui ont été consignées par MM. Petit et Serres, dans leur *Traité de la fièvre entéro-mésentérique*, on ne trouve constaté que deux fois le saignement de nez qui ne fut suivi d'aucun soulagement. *****

Les faits nombreux rapportés dans l'ouvrage de M. Louis,

---

* Voir Aubri, *les Oracles de Cos*, page 440.
** *Op. cit.*, pag. 100 et 122.
*** *Ibid.*, hist. V, pag. 210.
**** *Ibid.*, hist. XIV, pag. 278.
***** Ouvrage cité, 11e et 17e obs., pag. 53 et 88.

tendent aussi à établir que l'épistaxis survenue même au début n'amène presque jamais de soulagement.[*] Une seule fois, la céphalalgie se trouva diminuée chez un malade placé dans la catégorie de ceux qui succombèrent.[**] Remarquons enfin, que dans le traité de M. Louis pas plus que dans celui de MM. Petit et Serres, on ne trouve aucune indication relative au pouls *dicrote*.

Il devait en être ainsi, puisque ce résumé confirme ce que j'avais dit d'abord, savoir : que l'hémorragie nasale critique est rare dans la fièvre typhoïde ; et que, d'un autre côté, il paraîtrait que lorsque l'exhalation sanguine se produit sans qu'elle doive réaliser une crise, ou bien elle est annoncée par d'autres signes, tels que : la pesanteur de la tête, l'injection des yeux, la rougeur des joues, etc., ou bien elle se manifeste sans avoir été annoncée par des signes précurseurs ; tandis que le pouls *dicrote* appartiendrait à l'épistaxis *critique*, ainsi que nous allons le voir dans les recherches qu'il me reste à exposer.

§ IV.

Certaines modalités du pouls envisagées dans leurs rapports avec le diagnostic et le pronostic des maladies, n'étaient pas ignorées d'Hippocrate et de quelques autres médecins de l'antiquité ; mais c'est surtout Galien qui, parmi eux, porta les connaissances sur cette matière à un degré que ne semblait pas comporter la physiologie de son temps. En s'appuyant sur l'expérience qu'il avait acquise dans l'exploration du pouls, il obtint dans sa pratique des succès éclatants qui lui attirèrent la confiance des personnages les plus considérables de Rome, y compris l'Empereur Marc-Aurèle lui-même, et qui faisaient dire à ses contemporains étonnés *qu'Apollon prophétisait par sa bouche.*

Cependant, dans son diagnostic et dans ses pronostics, Galien ne se basait pas constamment sur les données de l'art sphygmique ; certaines espèces de pouls se rapprochant plus ou moins du *dicrote*, étaient pour lui les indices des hémorragies en

---

[*] Rech. anat. path. et thérap. sur la maladie connue sous les noms de Gastr. ent., fièvre adynam., putride, etc., tom. 2, page 219.

[**] *Ibid.*, tome 1, 4e obs., page 30.

général, mais il ne paraît pas qu'il ait nettement précisé les caractères de celui qui annonce particulièrement les épistaxis *critiques*. Comme les recherches sont extrêmement difficiles dans les écrits de cet auteur, je n'oserais pas garantir la parfaite exactitude de cette assertion, mais il est certain du moins, que dans le fait si connu de l'épistaxis prédite chez un jeune sénateur romain, en présence de nombreux médecins qui, après s'être moqués d'abord de cette prédiction, demeurèrent stupéfaits lorsqu'elle se fut accomplie, Galien s'appuya uniquement sur l'existence d'une rougeur particulière, qui s'étendait de la narine droite vers la joue du même côté. *

Tous les documents historiques se réunissent pour établir que les connaissances les plus précises sur le sujet qui nous occupe, sont dues à Solano de Luques, médecin espagnol, qui vivait dans la première moitié du siècle dernier. Doué d'une rare sagacité, il s'adonna de bonne heure à l'observation attentive du pouls, et son expérience sur cette partie de la séméïotique lui acquit bientôt une immense réputation. Solano convaincu de l'importance de ses découvertes par un grand nombre de faits qui s'étaient produits au grand jour, se décida à les faire connaître dans un livre qu'il publia sous le titre de : *Lapis Lydius Apollinis*. Les aperçus nouveaux et les observations consignés dans ce livre fixèrent l'attention de Jacques Nihell, médecin irlandais fixé à Cadix. Il se rendit à *Antequera*, où pratiquait Solano, il se mit en rapport avec lui, il devint son disciple ; et plusieurs fois il lui fut donné de constater la justesse des pronostics basés sur les principes établis par cet habile praticien. De retour dans sa patrie, Nihell publia les découvertes et les observations principales de Solano, avec de nombreux faits particuliers, et des remarques judicieuses sur le parti que l'on peut tirer dans la pratique, de l'exploration du pouls faite d'après les règles tracées par le médecin espagnol.

L'ouvrage de Nihell écrit en anglais et dédié à Méad, eut un grand retentissement dans toute l'Europe ; en 1746 il fut traduit en latin par Noortwik, médecin Hollandais ; deux ans plus tard Lavirotte en donna une traduction française, et s'attacha,

---

* Voir les comment. de V. Swieten sur les aph. de Boërrhaave ; aph. 711, tom. 2, page 418.

dans une préface, à en faire ressortir toute l'utilité. * Les doctrines qu'il renfermait, après avoir reçu l'assentiment le plus explicite de la part de Van Swieten, furent promulguées en Angleterre par Cox et Flemyng, en France par Senac, et plus particulièrement par Bordeu **, et par Fouquet. *** C'est dans les ouvrages de ces deux illustres professeurs de la Faculté de Montpellier que j'ai puisé en grande partie les matériaux de ces recherches.

J'ai dit que Solano commença de bonne heure ses observations sur le pouls. Voici en effet ce qu'on lit dans la traduction française, déjà citée, de l'ouvrage de Nihell.

« Dans l'année 1707, lorsque Solano, alors étudiant en méde-
» cine, suivait en pratique Joseph Pablo, professeur et vice-
» doyen de l'université de Grenade, dans l'hôpital royal, celui
» de Saint-Jean-de-Dieu et du Refuge, il observa souvent le
» pouls *rebondissant*; il demanda la raison de ce qu'il signifiait
» à Pablo; celui-ci qui était un homme d'un tempérament très-
» violent, lui dit de ne pas faire attention à de telles bagatelles,
» qui ne provenaient que des vapeurs fuligineuses; heureuse-
» ment Solano ne se rebuta point».

Essayons maintenant de résumer les opinions de Solano rela-tives au pouls, qu'il nomma *dicrotus* (*bis feriens*), d'après les anciens, et que nous connaissons sous cette dénomination fran-cisée, ou bien encore sous celles de *pouls double, redoublé, rebondissant*, (équivalent du mot *rebounding* employé par Nihell).

Ce pouls résulte d'un seul mouvement diastolique fournissant deux pulsations jumelles, dont la seconde se fait avec plus de prestesse et de rapidité que la première, de telle sorte que l'on peut à peine bien délimiter le court intervalle qui les sépare l'une de l'autre. Ce caractère du pouls observé dans les mala-dies aiguës est le signe précurseur *certain* d'une hémorragie nasale *critique*. Cette hémorragie est d'autant plus prochaine,

---

* Obs. nouvelles et extraordinaires sur la prédiction des crises, etc., par Fr. Solano de Luqucs, enrichies de plusieurs cas nouveaux, par *Nihell*; Paris 1748.

** BORDEU. OEuvres comp.; Recherches sur le pouls par rapport aux crises.

*** FOUQUET. Essai sur le pouls par rapport aux affections des principaux organes, etc. — Dissertation sur les découvertes et Fr. Solano, etc., par N. Flemyng.

que les pulsations *doubles* reviennent plus fréquemment parmi les pulsations normales ; ainsi elle se fait après le quatrième, le troisième ou le deuxième jour, selon que le *rebondissement* se produit vers la trentième, la seizième ou la huitième pulsation. Si le *rebondissement* est plus fréquent, l'épistaxis a lieu dans les vingt-quatre heures. Lorsque les intervalles qui séparaient les pulsations *doubles* des pulsations normales étaient courts et réguliers, Solano déterminait exactement le moment où la crise devait se manifester ; cette détermination exacte lui était impossible dans le cas opposé. L'hémorragie est abondante si la seconde pulsation est plus forte que la première ; elle est très-peu abondante si le contraire a lieu ; elle est modérée si les deux pulsations sont égales en intensité. Le *rebondissement* diminue pendant que le sang coule ; on ne le perçoit plus quand l'hémorragie a cessé, à moins toutefois que la crise ne doive se reproduire, ainsi que cela s'observe souvent ; alors, le pouls redoublé persiste ou bien il se reproduit après avoir cessé. Si le pouls redoublé est plus prononcé à l'artère d'un bras qu'à celle de l'autre, c'est ordinairement aussi par la narine correspondante que l'hémorragie se montre plus abondante.

Il y a peut-être quelques subtilités dans ces opinions du médecin d'*Antequera*, mais comme les éléments me manquent, je ne veux pas aborder l'examen de cette question, et je me contenterai de faire remarquer que quelques-unes d'entrelles se trouvent confirmées par l'observation que j'ai rapportée. Ainsi, le pouls *dicrote* s'est montré sans intervalles entre le *rebondissement* et les pulsations normales, il a été pour ainsi dire continu, au moins dans le moment où on le constatait, et l'hémorragie *critique* s'est produite dans la journée et à plusieurs reprises. La seconde pulsation n'était pas notablement plus intense que la première, et la quantité du sang excrété a été peu considérable. Ce caractère du pouls s'est reproduit pendant quatre jours en disparaissant le soir, et il en a été de même de l'hémorragie nasale.

Selon Bordeu, le pouls qu'il nomme *nasal simple*, indique l'abord des humeurs vers la tête et principalement leur excrétion par la membrane pituitaire. Ce pouls est *redoublé* comme le *guttural*, mais il est plus plein, plus dur, plus fort et plus rapide. Il n'est pas ainsi que l'a pensé Solano, un signe *certain* d'une hémorragie nasale *critique* ; et voici à cet égard les principales remarques présentées par l'auteur des *Recherches sur le pouls*.

1o Le pouls *rebondissant*, plein, dur, avec vivacité, est presque toujours suivi de saignement de nez, *surtout si on ne fait pas de remèdes capables d'interrompre ou de détourner cet effort*. Mais comme il est presque toujours compliqué avec le pouls d'*irritation*, il est le plus souvent *symptomatique* et ne juge qu'imparfaitement.

Il n'est pas indifférent de faire observer que cette dernière manière de voir se trouve en opposition avec l'opinion d'Hippocrate citée par Bordeu lui-même, et confirmée par l'histoire de deux malades, Méton et la fille de Larisse, empruntée au premier livre des *Epidémiques*. * Ajoutons aussi que dans notre observation l'hémorragie nasale a complétement jugé la maladie.

2o Si le pouls *rebondissant* a moins de dureté, de véhémence et de constance que dans le cas précédent, il annonce des excrétions mucqueuses ou purulentes par les narines; et comme celles-ci arrivent communément vers la fin des maladies, elles sont plus souvent *critiques* que le seignement de nez.

3o Enfin, il peut se faire que des dispositions organiques ou une détermination désordonnée de la part de l'effort critique s'opposent aux évacuations annoncées par le pouls *nasal*; alors, au lieu des hémorragies ou des excrétions mucqueuses par le nez, on observe des affections délirantes, soporeuses, des érysipèles à la face, des ophtalmies, des hémorragies par les oreilles.

Bordeu rapporte plusieurs faits cliniques qui servent d'éléments de confirmation à chacune de ces trois remarques.

Fouquet, comme on le sait, a décrit et indiqué par des figures une foule de particularités minutieuses relatives aux modes d'impulsion de l'artère, particularités bien difficiles à saisir, si pour la plupart elles ne sont pas complétement insaisissables. A part cela, il reproduit au fond la doctrine de Bordeu sur le pouls *nasal*; il établit cependant d'une manière plus explicite, que le *rebondissement* est rare dans le pouls *nasal non critique* et qu'à l'égard du *dicrote*, que tous les auteurs regardent comme le mode par excellence du pouls *nasal*, cette modification ap-

* AUBRI. Les Oracles de Cos., pag. 311-374.

partient spécialement au *pouls critique*. Comme Bordeu, Fouquet a confirmé ses opinions par des faits bien observés.

Dans les traités les plus estimés de séméïotique et de pathologie générale, on ne trouve guère que des indications plus ou moins sommaires et par conséquent insuffisantes sur le sujet qui nous occupe.

Après avoir exposé très-laconiquement les caractères du pouls *dicrote*, Landré-Beauvais est tout aussi laconique en ce qui concerne sa signification séméïologique, puisqu'il se borne à dire que ce pouls annonce les hémorragies. *

Double, sans être aussi complet qu'on aurait pu le désirer, est pourtant un peu plus explicite. « Le pouls *martelé*, dit-il, » c'est-à-dire celui qui, dans une seule pulsation, semble vibrer » deux fois contre le doigt explorateur, est le signe d'une hé- » morragie *critique* prochaine; et plus ce caractère du pouls est » sensible et durable, plus la crise est sûre et prochaine ». **

M. Chomel décrit avec une remarquable exactitude les caractères du pouls *dicrote* ou *rebondissant*, qu'il est souvent difficile de distinguer du pouls *tremblant*; mais parmi les signes de l'épistaxis critique, il ne mentionne que la *vitesse* et la *dureté* du pouls. Cet auteur reproduit en partie les idées de Bordeu, après avoir dit que « la doctrine des pouls critiques a été aussi » promptement abandonnée que facilement accueillie par les » médecins ». ***

M. Dubois (d'Amiens) ne parle du pouls *dicrote* et de quelques autres variétés, bien moins importantes, il est vrai, que pour dire « qu'il est inutile de s'arrêter sur ces détails ». ****

Dans un excellent article sur le pouls considéré au point de vue séméïologique, M. Martin-Solon dit : qu'il a fréquemment observé le pouls *redoublé* dans les phlegmasies intenses, et notamment lorsqu'elles tendaient à décroître, soit qu'elles fussent accompagnées ou non d'hémorragies critiques. Il rappelle ensuite que, d'après la plupart des auteurs, ces hémorragies se font par le nez et qu'alors la seconde impulsion du pouls *dicrote* est plus forte que la première, puis il ajoute : « Nous avons en général

* Landré-Beauvais, séméïotique ou traité des signes des maladies, page 46.
** DOUBLE. Séméïologie générale, tom. 2, page 182.
*** CHOMEL. El. de path. gén., pages 266-384-385.
**** DUBOIS (d'Amiens). Traité de path. gén., tom. 1, page 107.

» perdu l'habitude de ces sortes d'observations délicates, il ne
» nous appartient donc pas de les juger, mais il est certain
» toutefois que nous avons vu souvent le pouls dicrote suivi
» d'épistaxis». *

Je m'empare volontiers de l'aveu que renferme ce document ;
d'abord, parce qu'il me rappelle la franchise et les excellentes
qualités d'un praticien aussi éclairé que modeste, qui fut l'un
de mes maîtres et mon ami; en second lieu, parce qu'il rentre
pleinement dans les idées que je cherche à faire prévaloir dans
ce travail.

Oui, c'est un fait incontestable, nous avons perdu l'habitude
des observations minutieuses et délicates, et, comme je l'ai dit
déjà, c'est parce qu'on ne nous l'a pas transmise. Mais pourquoi
ne chercherions-nous pas à l'acquérir; serait-ce à cause des diffi-
cultés du sujet? Mais ce devrait être là au contraire un puissant
encouragement. Serait-ce parce que la doctrine des crises contient
maintes subtilités, ou bien encore parce qu'il existe des dissidences à l'égard de la signification séméïologique de telle ou
telle autre modalité du pouls? Encore deux motifs puissants
pour ne pas s'abriter derrière un dédain superbe ou une complète indifférence. Qu'on ne le perde pas de vue d'ailleurs, la
cause la plus commune de ces dissidences, on peut la trouver
peut-être, ainsi que l'a très-bien indiqué Bordeu, dans l'inter-
vention souvent intempestive d'une médication perturbatrice.

L'étude minutieuse du pouls est utile pour le diagnostic des
maladies et pour la détermination des indications thérapeu-
tiques, mais elle ne l'est pas moins pour le pronostic. Cette
branche de la pathologie est trop négligée de nos jours, cependant elle n'intéresse pas seulement le malade et ses proches,
elle intéresse encore la dignité de l'art et la propre réputation
du médecin, si souvent compromise par des juges incompétents
qui, s'ils ne tiennent pas compte d'un succès, s'ils attribuent à
quelqu'erreur ou à quelque négligence un événement malheu-
reux mais inévitable, sont au moins forcés de reconnaître la
supériorité et le mérite dans des prévisions exactement justifiées,
de quelque nature qu'elles soient.

* Dict. de méd. et de ch. prat., tom. 13, page 541, art. pouls.

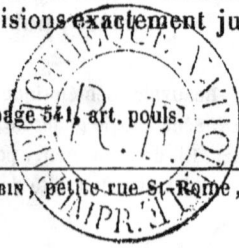

Toulouse. Imprimerie de Ph. MONTAUBIN, petite rue St-Rome, 1.